GUIDE DU BAIGNEUR

AUX

EAUX DU MONT-DORE

PARIS. — IMP. W. REMQUET, GOUPY ET Ce, 5, RUE GARANCIÈRE.

GUIDE DU BAIGNEUR

AUX

EAUX DU MONT-DORE

PAR

LÉON CHABORY

ANCIEN CHEF DE SERVICE DE MM. BERTRAND

MÉDECIN AU MONT-DORE

AU MONT-DORE

Chez l'auteur

1862

AVANT-PROPOS.

Depuis peu d'années il a été publié un grand nombre de travaux intéressants sur les eaux du Mont-Dore, mais aucune de ces publications ne m'a paru s'adresser directement aux baigneurs.

Seul, un tout petit opuscule, portant le titre de *Guide-tarif du Buveur d'eau au Mont-Dore,* a été véritablement écrit pour les malades ; mais outre qu'il ne saurait être considéré comme un guide médical, il est de plus entaché de partialité et a évidemment pour unique but d'énumérer tout ce que son auteur anonyme veut recommander, hommes et choses.

Ces diverses considérations m'ont décidé à tailler

ma plume malhabile de médecin de campagne et à retracer en quelques pages ce que m'avait appris une pratique déjà longue au Mont-Dore.

Mon unique but a été d'éclairer les personnes qui fréquentent cette station thermale sur l'usage qu'elles doivent faire de ses eaux salutaires ; à ceux qui me liront de décider si ce but a été atteint.

Mont-Dore, le 5 juin 1862.

I

Le Mont-Dore est un bourg du département du Puy-de-Dôme, à 40 kilomètres sud de Clermont. Il est situé à 1,052 mètres au-dessus du niveau de la mer, dans une étroite vallée qu'arrosent les flots naissants de la *Dordogne* et que ferment de toutes parts de hautes montagnes dont la plus élevée, le *pic de Sancy*, atteint 1,889 mètres.

L'air y est pur et vivifiant, et les malades qui viennent y chercher la santé s'y trouvent soustraits aux chaleurs accablantes de l'été.

L'altitude elle-même de cette station thermale dans laquelle on a si souvent voulu voir une condition défavorable, est au contraire extrêmement avantageuse à la grande majorité des malades ; à ceux en particulier, et c'est le plus grand nombre, qui viennent y chercher la guérison d'une affection des voies respiratoires.

Tous les observateurs s'accordent en effet à reconnaître que lorsque la localité choisie pour y demeurer ne dépasse pas 1,000 à 1,500 mètres, la respiration devient plus libre, la circulation plus régulière et la digestion plus facile; que partant il en résulte une hématose plus complète et une *assimilation plus active*[1].

Le Mont-Dore bénéficie de cette condition importante, et M. Patissier, dans une communication remarquable faite à la Société d'hydrologie, n'a pas craint de dire que cette station thermale devait en partie à sa situation topographique, le renom spécial dont elle jouissait pour le traitement de la phthisie pulmonaire. « L'altitude, disait alors le savant vice-président de la Société d'hydrologie, c'est-à-dire l'élévation des stations hydro-minérales au-dessus du niveau de la mer, est un point fort important pour la fonction respiratoire. Les personnes qui ont ce qu'on appelle la *poitrine délicate*, irritable, qui s'enrhument facilement, ont besoin d'une atmosphère *dont la pression ne soit pas trop forte*. Cette condition favorable

[1] Nous verrons en parlant de la phthisie pulmonaire qu'un grand nombre de médecins qui ont fait une étude spéciale de cette maladie, au point de vue étiologique, professent que la phthisie est le résultat d'une perversion de nutrition. M. Turnbull (de Liverpool), en particulier, qui a beaucoup insisté sur ce sujet, est arrivé à la conclusion suivante: « La phthisie est donc essentiellement une maladie de la nutrition et toutes les causes de cette maladie agissent en empêchant plus ou moins directement une digestion et *une assimilation complètes des aliments.* » Turnbull, *An inquiry into the curability of consumption*, London, 1859.

se trouve au Mont-Dore. » (*Annales de la Société d'hydrologie médicale de Paris*, t. IV.)

Et qu'on ne pense pas que la diminution de pression dont parle M. Patissier soit un fait de peu d'importance.

Les physiciens ont calculé que le poids de l'air atmosphérique supporté par un homme sous la pression barométrique de 0^m 760, à Paris par exemple, était d'au moins 15,500 kilogrammes. Au Mont-Dore, sous la pression barométrique de 0^m 670, le poids supporté n'est plus que d'environ 13,800 kilogrammes et, par conséquent, se trouve diminué d'environ 1,700 kilogrammes.

Ces circonstances favorables, jointes à l'efficacité des eaux et aux efforts incessants du docteur Bertrand, ont fait du Mont-Dore une des stations thermales les plus importantes de l'Europe.

L'usage de ces eaux salutaires remonte à une haute antiquité et va se perdre dans la nuit des temps, comme le prouve une piscine antérieure d'au moins quinze ou vingt siècles à l'époque romaine, décombrée en 1823.

Les thermes romains dépassaient de beaucoup en surface l'étendue de l'établissement actuel.

Le temps, l'incendie, les éboulements, avaient fait disparaître depuis bien des siècles les monuments romains et avec eux plusieurs sources ; mais toutes ces causes réunies n'avaient pu faire entièrement oublier ces eaux bienfaisantes, comme on en trouve la preuve dans un écrit de Jean Banc, qui imprimait vers la fin du XVIe siècle que « le Mont-d'Or, qu'on appelle *bains en Auvergne*, est de fort ancien employs. »

Deux siècles plus tard, de Brieude, sous le titre d'*Observations sur les eaux thermales, faites par ordre du gouvernement*, donne la description des sources et publie un véritable traité des eaux du Mont-Dore.

Il y avait alors trois sources :

1° La source de *César*, couverte d'une construction antique, restaurée depuis, et à laquelle on a conservé exactement ses anciennes formes.

2° La source du *Grand bain*, qui était reçue dans une auge divisée en compartiments par des cloisons de planches à la place même où sont aujourd'hui les bains dits du Pavillon.

3° La source de la *Magdelaine*, qui coulait au milieu du village et servait comme aujourd'hui à la boisson.

Les deux premières qui étaient la propriété des seigneurs du village, furent vendues en 1802 à un habitant du Mont-Dore, du nom de Lizet, par les héritiers de la comtesse de Saint-Polgue.

La dernière était sous la main du gouvernement.

Mais, le 13 mars 1810, un décret impérial fut rendu qui prononça la cession des bains du Mont-Dore et de leurs dépendances, pour cause d'utilité publique, et déclara que le prix de l'acquisition serait porté au budget du département. — Lizet fut exproprié et le département devint propriétaire de toutes les sources et des bains.

De ce moment, l'inspecteur des eaux, le docteur Michel Bertrand, consacra tous ses efforts à faire naître pour le Mont-Dore une ère nouvelle de prospérité.

Un passage emprunté au brillant éloge de ce médecin illustre, lu à l'Académie de Clermont par un savant professeur de cette école, M. le docteur Imbert-Gourbeyre, va prouver mieux que tout ce que nous pourrions dire nous-même que Michel Bertrand fut le véritable régénérateur des eaux du Mont-Dore.

« Mais que de démarches et de sollicitations ne lui « fallut-il pas pour obtenir de l'État la restauration de « ses bains? Enfin les travaux commencent, et voici « qu'on trouve sous les décombres les ruines igno- « rées des anciens thermes. Bertrand recueille reli- « gieusement les objets d'art enfouis sous terre : co- « lonnes, chapiteaux et fûts, statues et bas-reliefs « sont déposés sur une place pour en faire l'ornement « et le musée; plus tard, il en fera l'histoire. On con- « serve avec soin les piscines de l'époque romaine. « Le nouvel établissement est élevé sur les fonde- « ments mêmes des anciens thermes. L'inspecteur « a présidé au captage et à la distribution des eaux. « L'administration intérieure est constituée ; Bertrand « en fait lui-même le règlement; tout est merveil- « leusement coordonné pour le service et la police « des bains. En 1821, les nouveaux thermes étaient « achevés, et présentaient une organisation complète « dont le système n'a cessé d'être admiré et imité ail- « leurs plus tard.

« Et, en même temps, à la voix et sous l'inspiration « du médecin, le village du Mont-Dore se transfor- « mait, les rues s'alignaient, les chaumières se con-

« vertissaient en beaux hôtels, et, en peu d'années,
« Bertrand avait créé autour des bains une petite cité
« thermale dont il a été le bienfaiteur.

« Jamais vie de médecin des eaux ne fut mieux
« remplie que la sienne; il se levait tous les jours à
« une heure du matin, ayant pris à peine quelques
« instants de sommeil. Alors commençait le service
« des bains, et il était là comme sur un champ de
« bataille, entouré d'une escouade de baigneurs, de
« doucheurs et de porteurs qu'il faisait manœuvrer à
« son gré : tout se passait avec une régularité par-
« faite. Le médecin parcourait les salles, examinant
« chaque malade au bain, jugeant de la température
« des eaux, des effets produits, et prenant incessam-
« ment des notes. A neuf heures du matin, le service
« terminé, Bertrand visitait les malades retenus dans
« leurs lits. Le reste du jour était consacré à la con-
« sultation, qui souvent ne se terminait qu'à onze
« heures du soir.

« Le médecin n'accordait rien aux caprices de ses
« malades, et tout au Mont-Dore subissait l'influence
« de sa forte volonté. Il savait que ses eaux ne pou-
« vaient convenir à toutes les maladies, que souvent
« elles pouvaient nuire : aussi, chaque année, ren-
« voyait-il sans traitement la vingtième partie des
« nombreux malades qui affluaient au Mont-Dore.
« L'hôtelier avide murmurait, le médecin, qui avait
« adressé le client, était parfois blessé : n'importe,
« Bertrand avait jugé que les eaux ne convenaient

« pas; il était inexorable. Quelle conscience et quel « exemple au milieu des défaillances de notre profes- « sion !

« Le Mont-Dore était une clinique sérieuse : tout y « était sévère, maladies, climat, montagnes, jusqu'à « l'architecture et la police des thermes, et suivant « l'expression d'une auguste princesse : *Le médecin* « *n'y gâtait rien.*

« Bertrand était consulté comme un oracle; peu de « médecins hydrologues ont joui d'autant de crédit « et de renommée. Il eut pour clients toute la grande « aristocratie française; famille royale, princes du « sang, maréchaux, généraux, ministres, députés, sa- « vants et artistes célèbres, nobles étrangers, tous af- « fluaient au Mont-Dore, et des rives de l'Èbre jus- « qu'aux bords de la Tamise, son nom était connu, « son talent apprécié.

« Lorsqu'il se rendait à Paris avant la saison des « eaux, son cabinet était assiégé. Les médecins at- « tendaient son arrivée, pour qu'il jugeât de l'oppor- « tunité du traitement pour les clients qu'ils lui « adressaient. On tenait avant tout à l'opinion de « Bertrand, et la foi qu'inspirait son talent était dou- « blée par la confiance dont on honorait sa probité. »

III

L'établissement thermal se compose de deux parties bien distinctes :

La première qui est assise au pied de la montagne de l'*Angle* est bâtie sur l'emplacement même des thermes romains; elle est destinée à l'administration des eaux sous forme liquide : *boisson, bains* et *douches*, et se divise en trois parties, qui sont de l'est à l'ouest et dans l'ordre de leur construction :

1° le pavillon; 2° la grande salle; 3° le bâtiment d'administration, avec ses annexes, les galeries du nord et du midi.

1° *Le pavillon* renferme sept baignoires, dans cinq desquelles on prend des bains à la température native des sources, sans aucun mélange et à l'eau courante. Toutes ces baignoires sont pourvues de douches à ajutages mobiles.

Ce sont les bains sur lesquels l'expérience a appris

à compter le plus. « *Les grands bains* et la fontaine de la *Magdelaine* ont fait la réputation des eaux du Mont-Dore, on ne doit point le perdre de vue, c'est par eux que contre toute espérance, tant d'affections chroniques de la poitrine ont été guéries.... pour en retirer les mêmes services, il suffit de les leur demander encore sans timidité, comme sans témérité. » (Michel Bertrand, *Recherches sur les eaux du Mont-Dore, p.* 137.)

Ces mêmes baignoires, après le service des bains, servent pour les bains de pieds.

2° La *grande salle* qui est contiguë au *pavillon*, est une vaste galerie de chaque côté de laquelle s'ouvrent neuf cabinets dans lesquels il est pris des bains avec mélange d'eau froide, dits bains tempérés. Tous les cabinets de la *grande salle* sont pourvus de douches.

Au rez-de-chaussée, sous la grande salle, se trouve la partie de l'établissement connue sous le nom de *piscines*.

C'est dans les *piscines* que sont administrés les bains et les douches à prix réduits. On y trouve plusieurs douches, trois petites et deux grandes piscines.

3° Le *bâtiment* d'administration renferme le grand salon et les logements du médecin-inspecteur et du concessionnaire. Au rez-de-chaussée se trouve la fontaine *de la buvette*, et le promenoir couvert qu'on regrette de ne point voir fermé par un vitrage.

De chaque côté, ont été depuis peu d'années construites deux galeries, dites du nord et du midi. La première renferme vingt cabinets de bains, la seconde dix. Aucun de ces cabinets n'est pourvu de douches.

La deuxième partie de l'établissement, séparée de la première par une rue, est destinée exclusivement à l'emploi de l'eau minérale sous forme de vapeur.

Elle se compose de plusieurs salles d'inhalation, d'une salle de pulvérisation et de seize cabinets de douches.

IV

L'établissement thermal du Mont-Dore est comme nous l'avons déjà dit, la propriété du département du Puy-de-Dôme. Jusqu'en 1828, cet établissement a été affermé à des particuliers : les adjudications qui avaient lieu à l'hôtel de la préfecture, étaient remarquables par le nombre et la chaleur des enchérisseurs; de 1829 à 1856, il a été administré en régie, sous la surveillance du préfet. C'est avec ce mode d'exploitation que, grâce au profond savoir et aux constants efforts de MM. Bertrand, le Mont-Dore a acquis l'importance qu'il a aujourd'hui.

Le produit de la régie était considérable, nous le trouvons consigné dans un document officiel pour l'année 1852, le rapport du docteur Bertrand à l'Académie de médecine, où nous lisons qu'en 1852, le produit brut de la régie a été de 37,925 francs, desquels il faut distraire 10,000 fr. de frais environ; ce qui porte le produit net à 27,925 fr., ce chiffre se décompose ainsi qu'il suit :

Eaux exportées.	14,169 fr.	65 c.	
Douches à 1 fr.	2,388	»	(Payées aujourd'hui avec linge 1.30)
Bains à 1 fr.	5,912	»	(Payés aujourd'hui avec linge 1.30.)
Eau en boisson à 3 fr. . .	2,554	50	
Douches de vapeur à 1 fr. .	1,499	»	
Aspirations à 75 c.	7,483	50	
Bains après le service à 1 fr.	423	»	(Payés aujourd'hui avec linge 1.80.)
Bains ou douches aux piscines, à 40 c.	1,220	»	
Bains de pieds à 25 c. . . .	367	50	
Bains de pieds à 15 c. . . .	1,400	40	
Etc., etc.			

En 1856, l'établissement du Mont-Dore a été affermé pour douze années consécutives à M. Eugène Brosson, pour le prix de 18,000 fr., depuis cette époque, la durée du bail a, croyons-nous, été reculée de plusieurs années. M. Brosson a obtenu en outre que le linge devînt obligatoire, et que les bains pris dans les piscines, gratuits de temps immémorial, fussent tarifés. Nous reviendrons sur ce sujet, en faisant l'historique des règlements et des tarifs.

Quoi qu'il en soit, il résulte de ces avantages et de la fréquentation bien plus considérable des eaux, qui a nécessité l'ouverture de deux nouvelles galeries de bains, que le produit brut des eaux du Mont-Dore doit dépasser aujourd'hui 60,000 fr. Dans cette somme nous ne comprenons pas les salaires des baigneurs et des porteurs qui, comme autrefois, sont payés par les malades.

V

Les sources utilisées aujourd'hui sont au nombre de huit :

1° Source Sainte-Marguerite;
2° Source Caroline;
3° Source de César;
4° Source du Grand Bain;
5° Source Ramond;
6° Source Rigny;
7° Source Bertrand (fontaine de la Magdelaine);
8° Source Boyer ou d'exportation.

1° *Source Sainte-Marguerite.* — L'eau de cette source est froide et chargée de gaz acide carbonique. Elle sert à la préparation des bains tempérés. L'analyse n'en a point été faite; sa réaction est acide.

2° *Source Caroline.* — Découverte en 1821, pendant que l'on travaillait à la restauration du bain de César, la source Caroline fournit 43 litres d'eau par minute et maintient le thermomètre à 45°. Ses eaux sont conduites dans un réservoir où elles vont se mêler à celles de la source de César, pour aller ensuite servir à la préparation des bains tempérés dans la grande salle.

3° *Source de César.* — La source de César jaillit en bouillonnant, à travers les fissures d'un porphyre volcanique, dans une petite grotte, ouvrage des Romains, à quelques centimètres seulement du point d'émergence de la source Caroline. Au milieu de la grotte est un bassin de pierre, qui servait encore au commencement de ce siècle à prendre des bains et des douches. A l'approche des orages le bouillonnement de la source redouble d'intensité, et prend un caractère particulier, indice précurseur du mauvais temps. Le bouillonnement que nous signalons est produit par un courant de gaz acide carbonique considérable; il est très-probable que l'eau n'arrive à la surface du sol que par l'effet de la compression qu'elle éprouve de la part de ce gaz, dans les laboratoires souterrains où elle se minéralise. L'eau de cette source a une réaction acide, tous les corps en ignition s'éteignent à plusieurs centimètres de sa surface, son débit est de 41 litres par minute; elle fait monter le thermomètre à 45°.

4° *Source du Grand-Bain.* — Un grand nombre de filets d'eau thermale sourdent à travers les interstices que présentent les angles des prismes trachitiques, dans le point même où sont les *cuves* actuelles. Tous ces filets réunis et confondus alimentent cinq des bains du Pavillon. Le volume d'eau provenant de leur réunion est de 38 litres par minute, et fait monter le thermomètre à 42° dans les bains n°s 1, 4 et 5, et 43° dans les bains n°s 2 et 3. L'eau du Grand-Bain rougit sensiblement le papier bleu de tournesol.

5° *Source Ramond.* — L'eau de la source Ramond est reçue dans un puits, ouvrage des Romains, qui a été conservé tel qu'il a été découvert en 1817. Son débit est de 13 décimètres cubes par minute, elle fait monter le thermomètre à 42°.

6° *Source Rigny.* — La source Rigny, comme la précédente, doit son nom à un préfet du Puy-de-Dôme; comme elle aussi, elle a été découverte en 1817, parmi les ruines des bains romains dont elle alimentait une piscine, au milieu de laquelle elle venait sourdre. Elle fournit 12 litres d'eau par minute et soutient le thermomètre à 42°.

7° *Source Bertrand.* — Nous ne pouvons qu'applaudir à la pensée qui a fait donner récemment à la source la plus importante le nom même du régénérateur des eaux du Mont-Dore. « La source de la Magdelaine a fait la réputation du Mont-Dore, » écrivait, en 1823, Michel Bertrand, dans un livre impérissable, véritable monument qui, non moins que les eaux de la source de Magdelaine, dont il retraçait les vertus, a fait la réputation du Mont-Dore.

Eaux salutaires, vous n'aviez plus d'abri, Bertrand vous a fait un palais; vous étiez oubliées, dans un livre plus durable que l'airain, Bertrand a buriné vos vertus; aujourd'hui il vous donne son nom!!!

L'eau de la source Bertrand est claire, limpide et transparente ; mais si on la laisse pendant un certain temps exposée à l'air, elle devient trouble et finit par se recouvrir d'une pellicule irisée. Elle fait monter le thermomètre à 45°, sa réaction est acide ; elle fournit 100 litres par minute.

Cette source fournit l'eau de la *buvette*, elle alimente aussi les baignoires des galeries du nord et du midi et les chaudières des *vapeurs*; avec les sources Ramond et Rigny elle contribue enfin à alimenter les piscines.

8° *Source Boyer*. — La source Boyer a été décombrée en 1833, en même temps qu'un petit puits romain qui recevait ses eaux. Cette source avait d'abord été conduite à une très-petite distance de son point d'émergence ; elle coulait alors dans un petit bassin où l'on emplissait les bouteilles destinées à l'exportation. — Depuis quelques années, le concessionnaire des eaux a fait diriger l'eau de cette source dans une cave de l'hospice, où elle est encore utilisée à emplir les bouteilles destinées à être transportées.

« Nous pensons qu'il y a là inconvénient sérieux, car l'eau, parcourant ainsi un trajet de plus de soixante-huit mètres dans des tuyaux, la plupart de plomb, arrive refroidie de plusieurs degrés, et probablement se trouve modifiée sensiblement dans sa composition. » Le docteur Chabory-Bertrand (Étienne), auquel nous empruntons les lignes qui précèdent (*Études médicales*, p. 28), aurait pu être plus affirmatif et donner comme certaine la modification dont il parle, le dépôt rouge ocracé abondant que les eaux abandonnent dans leur trajet, dépôt qui augmente à proportion directe de la longueur des conduits, est une preuve irrécusable de *déminéralisation*. Pour rendre à l'eau tous ses principes minéralisateurs, il suffira de la puiser, comme autrefois, le plus près possible de son point d'émergence.

Ajoutons que l'eau de la source Boyer n'a point été analysée, et qu'elle fournit 20 litres par minute.

VI

Propriétés physiques. — Les eaux du Mont-Dore sont claires, limpides et très-transparentes. Le trouble qui se produit quand on les regarde à travers un verre, cesse dès qu'elles sont revenues à l'état de tranquillité et que les bulles gazeuses se sont dissipées. Elles sont douces, onctueuses au toucher, sans odeur sensible; leur saveur d'abord piquante est sensiblement alcaline pour les sources Bertrand, de César et du Grand-Bain; franchement ferrugineuse pour les sources Ramond et Rigny; refroidies, elles paraissent salées.

En parlant de chaque source en particulier, nous avons indiqué sa température; nous rappellerons ici que cette température oscille de 40 à 45°, et est en raison directe du volume.

VII

L'analyse des eaux du Mont-Dore, faite par Bertrand père, a donné les résultats suivants :

Acide carbonique	0,133 lit.
Oxygène, azote.	des traces.
Bicarbonate de soude. . . .	0,386 gr.
Chlorure de sodium	0,292
Sulfate de soude.	0,116
Bicarbonate de chaux. . . .	0,237
Bicarbonate de magnésie. . .	0,078
Bicarbonate de fer.	0,023
Silice.	q. indéterm.

(*Mémoire lu à l'Académie*, par M. le docteur Pierre Bertrand, Clermont, 1845.)

En 1844, MM. Bertrand fils et Aubergier (*Mémoire cité*) ont constaté, dans les eaux du bain de César la présence de l'acide apocrénique à l'état d'apocrénate de fer.

Quatre ans plus tard, le 28 mars 1848, MM. Chevalier et Gobley présentaient à l'Académie de médecine un Mémoire, résultat de leurs recherches sur la présence de l'arsenic dans les eaux minérales, et annonçaient la présence de ce métalloïde dans les eaux du Mont-Dore.

Le 5 juin 1854, l'illustre professeur Thénard lisait à l'Académie des sciences un Mémoire dont la conclusion était que l'arsenic se trouvait dans les eaux du Mont-Dore à l'état d'arséniate neutre de soude, et que chaque litre contenait 0gr. 00125 de ce sel.

Enfin, M. Gonod, dans une thèse soutenue en 1856, à l'École de pharmacie, a signalé la présence de l'iode en quantité notable dans l'eau du Mont-Dore.

VIII

Les eaux du Mont-Dore sont employées en boisson, en bains, en douches et sous forme de vapeur.

Eau en boisson. — Le moment le plus favorable pour les boire est le matin; l'estomac est alors complétement débarrassé des aliments et se prête mieux à l'absorption du liquide minéral. C'est à la source même que les eaux doivent être bues, et ce n'est qu'exceptionnellement qu'il convient de les *couper* avec du sirop, du lait ou d'autres liquides, dont le moindre inconvénient est de leur enlever une partie de leur efficacité.

Le premier jour, on commence par un demi-verre, qui, s'il ne fatigue pas l'estomac, est suivi à une demi-heure d'intervalle d'un deuxième demi-verre, puis d'un troisième; dès le second jour, on peut porter la dose à trois verres. Ce n'est que dans des cas particuliers qu'il convient de dépasser quatre verres.

Prises comme nous venons de le dire, les eaux du Mont-Dore n'ont le plus souvent aucune action physiologique bien marquée. Quelquefois, surtout les premiers jours, elles occasionnent quelques nausées. Si elles passent bien et c'est le cas le plus ordinaire, l'appétit est sensiblement augmenté.

Les urines sont quelquefois un peu plus abondantes; souvent, au contraire, la sécrétion urinaire est diminuée, et alors les eaux provoquent la transpiration. Ce dernier effet se produit à peu près constamment quand les malades prennent, en même temps que les eaux en boisson, des bains du Pavillon.

Pendant la cure thermale, le ventre se resserre et les évacuations alvines sont plus rares; assez fréquemment il survient une diarrhée passagère, qui est bientôt suivie de constipation.

Le plus souvent, l'époque menstruelle est avancée de quelques jours.

L'expectoration devient plus facile et augmente pendant les premiers jours, pour diminuer ensuite à mesure que la transpiration augmente et que les fonctions de la peau se rétablissent.

Bains. — La température d'une eau minérale joue un rôle d'une importance extrême et dont il faut tenir grand compte, car son influence sur l'organisme est très-prononcée particulièrement quand cette eau est administrée sous la forme de bains.

Au Mont-Dore, deux sortes de bains sont en usage;

les bains tempérés et les bains à la température native des sources.

Bains tempérés. — De 32 à 36° C. A cette température, les bains exercent une double action : stimulation légère de l'appareil cutané ; pénétration des principes minéralisateurs dans l'économie par l'absorption de la peau, absorption très-lente et que l'épiderme réduit à de très-minimes proportions. Ces bains déterminent le plus ordinairement un sentiment de bien-être et de force. En général, surtout quand ils s'approchent de 36°, le pouls s'y élève de quelques pulsations, leur durée varie de 30 à 45 minutes.

« Les cas où les bains tempérés conviennent ne « sont point rares, a dit Bertrand, page 136 de *ses* « *Recherches ;* leur utilité est réelle. J'ai vu de nom- « breuses guérisons dont ils avaient une bonne part « à revendiquer, je n'en doute point : *mais je doute* « *bien moins encore que les eaux du Mont-Dore ne tom-* « *bassent en désuétude, si jamais l'usage venait à les* « *faire prévaloir sur les grands bains....... Avec les pre-* « *miers tout irait doucement et sans encombre ; mais ce* « *qui irait très-doucement aussi, ce sont les guérisons.* »

Bains chauds. — 42 et 43° C. En entrant dans les bains du Pavillon, on ressent une chaleur ardente sur toute la surface du corps, une véritable sensation de brûlure, et ce n'est qu'en hésitant et après plusieurs essais, qu'on se résout à s'y plonger entièrement. La respiration, d'abord gênée, ne tarde pas à devenir facile. Bientôt la figure se colore, se couvre de sueur, la circulation s'accélère. Après dix minutes, le pouls bat le plus ordinairement de 110 à 120 fois par minute. En même temps la respiration augmente de fréquence, il est temps de sortir.

L'action des bains du Pavillon, un peu moins énergique dans les temps humides, est constamment augmentée dans les temps orageux.

Au sortir de ces bains, la peau est rouge, douce au toucher, la sueur ruisselle sur tout le corps.

Après le bain, le malade est rapidement essuyé avec du linge chaud, puis enveloppé dans une chemise de laine, et porté rapidement, à l'aide d'une chaise à porteurs, dans un lit préalablement chauffé.

On comprend qu'un appel aussi puissant à la périphérie doit nécessairement produire une action révulsive énergique.

C'est en parlant de l'action de ces bains que Bertrand a dit : «Les Grands-Bains et la fontaine de la Magdelaine ont fait la réputation des eaux du Mont-Dore. Ils constituent la médecine topique du lieu; on ne doit pas l'oublier. »

Les auteurs de l'*Annuaire des eaux de la France*, publié par ordre du ministre des travaux publics, insistent, en parlant de l'action de l'eau minérale en bains, sur le bon effet de l'entretien dans la baignoire d'un courant d'eau continuel : « Pour que le bain minéral soit réellement salutaire, il faut, pendant sa durée, entretenir dans la baignoire un courant d'eau continuel; le bain est alors bien plus actif que dans une eau dormante, dont les gaz et le calorique diminuent progressivement ; peu de sources suffisent à une pareille dépense d'eau. »

Évidemment les bains du Pavillon, qui non-seulement sont pris dans une eau courante, mais de plus, au point d'émergence même des sources, doivent une partie de leur efficacité à ces conditions favorables.

Pédiluves. — Au Mont-Dore, les bains de pieds sont conseillés à presque tous les malades à moins de contre-indication. Leur durée varie de six à sept minutes. — Outre qu'ils produisent une dérivation puissante, les pédiluves préviennent les congestions vers la tête que pourraient amener, sans cette précaution, les bains chauds et les inhalations.

Douches. — Tantôt on demande à la douche d'aider à la résolution d'un travail morbide quelconque, en développant un surcroît d'activité dans l'organe malade ou dans son voisinage, dans ce cas elle doit frapper le plus près possible du siége du mal ; dans d'autres cas on recherche un effet révulsif, et alors on la dirige le plus loin possible du siége du mal.

Au Mont-Dore, vingt-cinq cabinets de bains sont pourvus de douches ; il existe en outre des cabinets spéciaux pour les douches ascendantes. La température, la force, le mode de projection, la durée des douches, doivent varier suivant les indications.

Vapeurs. — Nous avons dit qu'un établissement

spécial était destiné à l'administration des vapeurs produites par une chaudière générateur, alimentée par l'eau minérale.

Il se présente tout d'abord une question préjudicielle importante : Les vapeurs sont-elles minéralisées? Cette question longtemps débattue a été résolue par l'affirmative.

Les expériences les plus concluantes ont appris à Thénard que l'eau provenant de la condensation de la vapeur des salles d'inhalation du Mont-Dore était sensiblement minéralisée. Des recherches toutes récentes de M. Lefort ont confirmé l'exactitude des expériences de Thénard. Il va sans dire que ces mêmes vapeurs renferment une quantité considérable de gaz acide carbonique.

Avant d'entrer dans les salles d'inhalation, les malades doivent déposer dans le vestiaire qui les précède, une partie de leurs vêtements, pardessus, habit, gilet, cravate.

Lorsque l'on pénètre dans la salle d'aspiration, on éprouve tout d'abord un sentiment d'oppression que quelques inspirations profondes ne tardent pas à faire disparaître ; il en est de même de la toux passagère qui s'était produite au même moment. Bientôt une douce chaleur se répand dans tous les organes, et un sentiment de calme se fait sentir dans l'économie tout entière. Si l'on monte sur les gradins qui sont disposés dans les salles, on y respire une vapeur plus chaude, sous l'influence de laquelle le pouls devient fréquent, plein et dur. En même temps la tête se congestionne, et il s'établit une abondante transpiration.

Cette température élevée ne doit être recherchée que très-exceptionnellement.

D'après ce que nous venons de dire, on voit que l'inhalation a pour objet de placer le malade au milieu de vapeurs hydro-minérales. Ces vapeurs sont en définitive un agent médicamenteux qui, mis en contact avec l'appareil respiratoire, va exercer sur lui une action topique. De plus, grâce à leur température élevée, ces vapeurs produisent aussi une action stimulante sur le tégument externe. Quand pour des raisons particulières on recherche cette dernière action, on doit conseiller aux malades de monter sur les gradins; la salle d'inhalation se trouve alors convertie en étuve. Par contre, dans un grand nombre d'affections des voies respiratoires, il y aurait danger à respirer des vapeurs trop chaudes. L'hémoptysie, par exemple, contre-indique formellement l'emploi de cet agent thérapeutique. De même encore, si la tête est disposée à se congestionner, on devra conseiller le séjour dans les salles d'inhalation avec la plus grande circonspection.

La durée de chaque séance d'inhalation, varie suivant les cas, d'une demi-heure à une heure.

Les maladies qui sont le plus heureusement modifiées par l'usage des vapeurs, sont les phlegmasies chroniques des membranes muqueuses avec lesquelles elles sont mises en contact. Le coryza, la pharyngite chronique simple ou granuleuse, la laryngite simple ou ulcéreuse, la trachéite, la bronchite en retirent des avantages marqués. Les emphysémateux et les asthmatiques supportent en général très-bien l'emploi de ce moyen, et ne tardent pas à être soulagés.

Comment agissent les vapeurs hydro-minérales? Une réponse précise à la question que nous posons n'est pas possible dans l'état actuel de la science. Cependant nous pouvons dire que, dans les diverses affections chroniques dont nous venons de parler, la maladie revient, pour quelques jours, à un état plus ou moins aigu, de telle sorte que les vapeurs semblent agir à la façon des médicaments substitutifs.

Nous ne pouvons terminer sans ajouter que depuis longtemps le gaz acide carbonique a, tant en France qu'en Allemagne, mais surtout dans ce dernier pays, été utilisé sous forme de médication spéciale pour combattre précisément les mêmes affections que nous voyons rapidement soulagées au Mont-Dore par la salle d'inhalation. Ce rapprochement, que nous avons fait depuis bien longtemps déjà, nous autorise à croire que le gaz acide carbonique entre pour une part considérable dans l'action de nos vapeurs minérales.

Pulvérisation. — Préconisé récemment par M. Sales-Girons, ce mode d'inhalation consiste à faire arriver dans l'arbre bronchique l'eau minérale elle-même, fragmentée à l'infini et comme réduite à l'état de poussière.

Un pulvérisateur fonctionne depuis deux années au Mont-Dore, dans une salle située au rez-de-chaussée de l'établissement des vapeurs, mais comme la même salle reçoit un jet de vapeur, nous ne pouvons juger de l'efficacité de ce procédé, qui, on le voit d'après ce que nous venons de dire, constitue une méthode mixte, participant à la fois de la pulvérisation et de l'inhalation proprement dite, c'est-à-dire avec les vapeurs forcées.

IX

La durée du traitement varie au Mont-Dore de quinze à trente jours, elle est en moyenne de dix-huit à vingt jours. La nature de la maladie, l'impressionnabilité du sujet, les conditions individuelles doivent nécessairement faire varier cette durée.

Cependant nous pouvons dire que par les saisons chaudes et sèches, l'action du traitement se fait plutôt sentir que par les temps froids et humides; que plus court dans le premier cas, le traitement doit être prolongé plus longtemps dans le second.

« Les chaleurs excessives, dit à ce sujet le savant
« inspecteur honoraire des eaux du Mont-Dore,
« M. Pierre Bertrand, sont préjudiciables aux malades
« en raréfiant l'air, en gênant la respiration et en dé-
« bilitant tout le corps, la fatigue survient vite sous
« le coup d'une stimulation vive, incessante et géné-
« rale; il faut souvent interrompre le traitement, le
« fractionner en quelque sorte par étapes, et parfois le

« cesser avant la durée habituelle. La pluie, quand « elle n'est pas froide, ne nuit pas à l'effet des eaux ; « c'est à tort que les baigneurs s'en désolent et se « pressent de quitter l'établissement. Toutes choses « égales, les saisons chaudes et sèches ne comptent « pas en définitive des guérisons plus nombreuses ; « seulement l'action excitante du traitement se fait « plutôt sentir; c'est alors qu'il importe de surveiller « et de contenir dans de certaines limites l'excitation « thermale; *c'est là le secret de plus d'une guérison.* »

Nous ajouterons que le travail modificateur des eaux se continue plus ou moins longtemps après le départ, et que très-souvent l'amélioration qui en est la conséquence ne se produit d'une façon bien appréciable que deux ou trois mois après que les baigneurs ont quitté les sources.

Eaux transportées. — On peut dire d'une manière absolue que les eaux thermo-minérales transportées ne conservent jamais toute l'efficacité dont elles jouissent bues à la source. Les eaux du Mont-Dore ne font point exception à la règle, et perdent par le transport une partie notable de leur puissance. Toutefois, il résulte d'observations nombreuses que, même alors, elles sont loin d'être dépourvues de toute efficacité.— C'était surtout comme complément d'une cure au Mont-Dore et en particulier aux catarrheux que Bertrand (*Recherches*, p. 162), conseillait les eaux transportées. Elles devaient, dans ce cas, être bues à l'entrée de l'hiver avec la précaution préalable de les faire chauffer au bain-marie pour les ramener à leur température primitive.

Nous avons déjà dit que par une anomalie singulière, on expédiait depuis quelques années aux malades, non plus l'eau de la source Bertrand, qu'ils boivent au Mont-Dore, mais l'eau de la source Boyer. Nous avons encore ajouté, et cela nous paraît avoir une importance considérable, que depuis très-peu de temps, le remplissage des bouteilles se faisait à plus de 70 mètres du griffon de la source Boyer. Nous avons aussi insisté sur quelques-uns des inconvénients très-sérieux qui en résultaient : espérons que nos observations seront entendues.

ACTION THÉRAPEUTIQUE

Nous connaissons le Mont-Dore, son établissement thermal, ses sources et leur action variable suivant le mode d'administration. Nous pouvons maintenant aborder la partie thérapeutique de ce guide, et passer en revue les diverses maladies chroniques dans le traitement desquelles les eaux du Mont-Dore sont incontestablement utiles.

Coryza chronique. — S'il est une affection incommode et rebelle à tous les moyens thérapeutiques ordinaires, c'est bien le coryza chronique. Sentiment de gêne et d'obstruction des fosses nasales, pesanteur vers la racine du nez, quelquefois picotements et un peu d'ardeur ; augmentation plus ou moins notable de la *sécrétion nasale,* déterminant par son passage la rougeur des narines ; dans d'autres cas épaississement du mucus nasal, enchifrènement notable, plus rarement simple excrétion de petits fragments de mucus difficiles à détacher : tels sont les symptômes les plus ordinaires du coryza chronique. L'odorat est à peu près perdu, la voix est toujours plus ou moins altérée, et l'action de parler ou de chanter fatigue promptement les malades.

A tous ces symptômes pénibles se joint quelquefois une odeur d'une fétidité extrême.

Très-souvent aussi les malades sont obligés de reposer la bouche ouverte par suite de l'occlusion des fosses nasales ; le dessèchement qui en résulte est un des symptômes les plus fatigants.

Contre cette affection telle que nous venons de la décrire, les eaux du Mont-Dore énergiquement employées font merveille. Reniflements d'eau par les fosses nasales, inhalations, bains le plus souvent à la température native des sources : voilà l'ensemble des moyens que nous avons vus réussir avec une rapidité dont on peut difficilement se faire idée.

Le malade doit être prévenu qu'assez souvent pendant le traitement thermal, le coryza est ramené à l'état aigu. Tous les symptômes sont exaspérés pour un, deux ou trois jours au plus, puis tout rentre dans l'ordre, et la guérison marche désormais d'un pas rapide sans nouvel orage.

Pharyngite chronique. — La pharyngite chronique est une affection très-commune, et est le plus ordinairement le résultat de pharyngites aiguës plus ou moins répétées. Le plus ordinairement, elle occupe les amygdales, ce qu'on reconnaît au volume exagéré de ces glandes, qui sont en même temps inégales et parsemées de petites concrétions d'un blanc grisâtre, produit des follicules enflammés. Le malade éprouve la sensation d'un corps étranger dans la gorge. La voix est nasonnée.

Assez souvent la pharyngite occupe le voile du palais, ses piliers et le palais lui-même qui présentent une rougeur diffuse ; on remarque alors un relâchement des tissus, un allongement de la luette qui irrite la base de la langue; dans ces cas, le malade éprouve un besoin continuel de rejeter les mucosités qui couvrent les parties malades. Souvent sous l'influence d'une variation de température, ou par suite seulement d'efforts plus ou moins considérables de la voix, ces symptômes s'aggravent, et il survient une sensation de gêne permanente vers l'isthme du gosier et un véritable enrouement.

Cette maladie inquiète souvent les malades à cause de sa persistance, et est très-pénible pour ceux qui ont besoin de l intégrité de leur voix, comme les chanteurs, les orateurs, etc.

Le traitement est le même que nous avons exposé en parlant du coryza chronique. Toutefois il faut y joindre des gargarismes d'eau minérale et des douches autour du cou. — Comme pour le coryza, il survient aussi très-souvent, pendant le traitement thermal, une aggravation passagère de tous les symptômes.

Pharyngite granuleuse. — La pharyngite granuleuse, étudiée seulement dans ces derniers temps par M. Green (de New-York), et par Chomel, a fait récemment le sujet d'une monographie intéressante de M. Noël Guéneau de Mussy. Cette affection est caractérisée par une injection générale de l'isthme du gosier et de la paroi postérieure du pharynx; la luette est augmentée de volume et d'un aspect granuleux, il en est de même des amygdales. Le pharynx présente des altérations remarquables, sa muqueuse est injectée, variqueuse et hérissée de granulations le plus ordinairement de la grosseur d'un grain de millet et offrant assez bien l'aspect d'œufs de poisson; les amygdales, la luette et le voile du palais présentent aussi quelques-unes de ces granulations.

Les malades se plaignent d'une sensation de chatouillement et d'embarras à la gorge accompagnés quelquefois d'un peu de douleur en avalant. La voix, d'abord un peu enrouée, s'altère bientôt profondément. Les malades se plaignent d'éprouver la sensation d'un corps étranger arrêté dans la gorge et font souvent effort pour se débarrasser, effort désigné par le mot *hem*. Ces efforts souvent accompagnés d'une véritable toux amènent quelquefois, surtout le matin, des crachats perlés. On voit assez souvent se produire en outre une demi-surdité, due à l'inflammation de la trompe d'Eustache.

Cette affection, qui est le plus ordinairement observée de vingt-cinq à trente ans, se rencontre plus souvent chez les hommes que chez les femmes.

La diathèse herpétique a, suivant M. Guéneau de Mussy, une influence marquée sur son développement et à l'appui de sa manière de voir; ce médecin distingué rapporte un certain nombre d'observations où la disparition d'une éruption dartreuse a coïncidé d'une façon manifeste avec l'apparition de l'angine granuleuse. Cette relation pathogénique avait déjà été signalée par Chomel, mais elle a, comme nous venons de le dire, été mise hors de doute par M. G. de Mussy, qui, sur quarante-cinq malades atteints d'angine granuleuse, n'en a trouvé que quatre qui n'offraient point de manifestations dartreuses très-prononcées.

Les avocats, les professeurs, les chanteurs, etc., sont très-exposés à cette maladie, tous les observateurs s'accordent sur ce point.

Tous les moyens dirigés contre la pharyngite chronique simple doivent être mis en usage pour combattre la pharyngite granuleuse. De plus, les douches pharyngiennes directes paraissent avoir une action favorable sur la résolution de l'affection dont nous parlons.

Laryngite chronique. — Toutes les fois que l'inflammation de la membrane muqueuse qui tapisse le larynx parcourt lentement ses périodes, on dit qu'il y a laryngite chronique. Le plus souvent cette maladie se relie intimement à la diathèse herpétique ou rhumatismale, et c'est précisément ce qui fait qu'elle résiste alors aux moyens thérapeutiques ordinaires dirigés contre elle. C'est dans les cas de ce genre que les malades sont, en désespoir de cause, envoyés aux eaux minérales.

Le principal symptôme de la laryngite chronique consiste en une altération de la voix, qui est toujours plus ou moins voilée. Le malade est obligé de faire effort pour parler. En même temps, il existe une gêne plus ou moins marquée dans la région du larynx, quelquefois même il y a un peu de douleur. La toux est peu fréquente et presque toujours provoquée par une sensation de gêne dans l'organe malade. L'expectoration est très-peu abondante, quelquefois cependant, le matin surtout, la toux amène quelques crachats pelotonnés, grisâtres et très-épais.

Dans les cas les plus graves, il existe des ulcérations sur la membrane muqueuse, et il peut alors survenir une aphonie complète et des crachements de sang.

Quand ces accidents surviennent, il est très-important d'établir un diagnostic précis, car les ulcères du larynx sont le plus ordinairement associés à la phthisie pulmonaire ou à la syphilis. Le plus souvent le diagnostic est facile, mais dans quelques cas il offre des difficultés sérieuses, et ne peut être établi qu'à l'aide du LARYNGOSCOPE.

Le traitement de la laryngite par les eaux du Mont-Dore se compose d'eau en boisson, de bains et de douches, d'inhalations, de bains de pieds.

Pendant la saison de 1837, dix-huit malades atteints de pharyngo-laryngite chronique ont été traités par Bertrand. Sur ce nombre quatre ont été complétement guéris avant leur départ du Mont-Dore, dix ont été notablement soulagés aussi avant leur départ; pour trois autres l'amélioration ne s'est produite qu'un peu après la cure thermale; un seul n'a rien obtenu du traitement suivi au Mont-Dore.

Aphonie. — L'aphonie consiste dans la diminution ou la perte complète de la sonorité de la voix. Dans le plus grand nombre des cas, ce n'est pas une maladie particulière mais seulement un symptôme commun à plusieurs maladies. Mais quand la perte de la voix survient tout à coup, sans aucun autre symptôme du côté du larynx, et qu'une fois déclarée elle persiste sans douleur, sans dyspnée, sans toux, sans expectoration, toutes les fois en un mot qu'aucune lésion appréciable ne vient justifier la perte de la voix, on considère l'aphonie comme une maladie particulière, essentielle.

Ce n'est point ici le lieu de passer en revue toutes les causes susceptibles de produire l'aphonie; nous nous bornerons à dire que la laryngite, surtout quand elle s'accompagne d'ulcérations, en est la cause la plus fréquente. Certaines névroses comme l'hystérie, la paralysie des muscles du larynx, une émotion morale vive, la suppression brusque des menstrues, plus fréquemment encore la compression des nerfs récurrents, la produisent souvent aussi.

Nous ne pouvons passer sous silence que, dans des cas assez nombreux, il est besoin, pour établir un diagnostic précis, de s'aider du *laryngoscope,* qui permet de constater *de visu* le jeu des cordes vocales et de l'épiglotte, aussi bien que les lésions que le larynx peut présenter.

Nous nous bornerons aux considérations sommaires que nous venons de présenter sur l'aphonie, en ajoutant seulement que l'expérience nous a appris à compter à peu près à coup sûr sur l'efficacité des eaux quand l'aphonie était symptomatique d'une laryngite chronique, ou quand elle paraissait se rapporter à la rétrocession d'une affection rhumatismale ou herpétique, ou bien encore quand elle était le résultat d'éclats de voix exagérés, d'exercice forcé de la parole et du chant. Le résultat obtenu a été beaucoup moins satisfaisant quand l'aphonie était due à la diathèse tuberculeuse; toutefois même dans ce cas nous avons eu la satisfaction d'enregistrer deux guérisons.

Nous avons aussi obtenu un succès complet dans un cas où l'aphonie avait été le résultat d'une émotion morale violente.

Ces observations détaillées seront publiées dans un mémoire spécial.

Les occasions d'observer l'aphonie sont nombreuses au Mont-Dore. Pendant la saison de 1837 seule, Bertrand a eu à diriger les efforts du traitement thermal contre neuf cas d'aphonie. La guérison a été obtenue pendant le traitement thermal chez quatre malades, deux ont seulement été soulagés, deux autres ont été soulagés ou guéris un peu après leur départ, un seul n'a obtenu du traitement aucun résultat satisfaisant. — Quand on songe que presque tous ces malades avaient épuisé sans succès tous les moyens de la thérapeutique ordinaire, on est émerveillé du résultat obtenu en quelques jours par le traitement suivi au Mont-Dore.

Le traitement de l'aphonie par les eaux du Mont-Dore ne peut être soumis à une formule uniforme, il est au contraire essentiellement variable.

L'eau en boisson seule produit quelquefois les effets les plus satisfaisants ; d'autres fois, au contraire, il est besoin de mettre en usage tout l'arsenal hydrominéral.

Catarrhe pulmonaire. — La maladie désignée sou e nom de catarrhe pulmonaire ou bronchique, n'est autre chose qu'une inflammation chronique des bronches accompagnée de toux habituelle et d'expectoration muqueuse plus ou moins abondante.

A l'auscultation on trouve le plus ordinairement à la base postérieure des deux poumons un râle sous-crépitant plus ou moins humide. Dans les autres parties de la poitrine, et surtout à la racine des bronches, on entend souvent du râle sibilant et ronflant. Dans le catarrhe sec, c'est à-dire accompagné de très-peu d'expectoration, on n'entend plus de râle sous-crépitant, mais seulement du râle sibilant.

Quand la maladie existe depuis de longues années, il s'y joint le plus ordinairement un certain degré d'emphysème pulmonaire.

Bertrand père, dans ses *Recherches*, a beaucoup insisté sur le rôle que jouent les diathèses rhumatismale et herpétique et l'altération des fonctions de la peau dans la pathogénie du catarrhe. Les idées qu'il a émises sur ce sujet sont aujourd'hui acceptées par le plus grand nombre des médecins, et il faut en tenir grand compte toutes les fois qu'un catarrhe bronchique a persisté avec opiniâtreté et résisté aux moyens thérapeutiques ordinaires.

Comment agissent les eaux du Mont-Dore dans la guérison du catarrhe bronchique?

« Des éruptions de différentes sortes, l'augmen-
« tation d'énergie du tissu cutané, le rétablissement
« de ses fonctions, tels sont les phénomènes les plus
« salutaires qui précèdent ou suivent la guérison. »
(Bertrand, *Recherches*, p. 275.)

A ces effets révulsifs si puissants qu'à eux seuls ils paraissent suffire dans quelques cas pour amener la guérison, ajoutons l'action élective incontestable des eaux du Mont-Dore sur les voies respiratoires, et nous aurons le secret des guérisons.

Le catarrhe doit le plus ordinairement être combattu par des moyens énergiques. Eau en boisson, bains les plus chauds, aspirations, bains de pieds, tels étaient les moyens mis le plus souvent en usage par MM. Bertrand. C'est grâce à eux que, sur vingt-deux malades traités au Mont-Dore en 1837, quatre ont été guéris et seize soulagés en une seule campagne.

Emphysème pulmonaire. — L'étude de l'emphysème est de date récente; Laennec a le premier décrit cette maladie, qui avant lui était confondue avec l'asthme. Le caractère anatomique de l'emphysème consiste dans la dilatation des vésicules bronchiques, dilatation qui peut aller jusqu'à la rupture. Les bronchites répétées, les grands efforts inspiratoires en sont la cause la plus ordinaire.

Le symptôme le plus saillant est une dyspnée d'autant plus prononcée que l'emphysème occupe une plus grande étendue. L'oppression remonte assez souvent à une époque très-éloignée.

Quoi qu'il en soit, à cette dyspnée habituelle viennent bientôt se joindre des exacerbations, véritables accès d'asthme pendant lesquels les malades semblent menacés de suffocation. Ces accès offrent une très-grande variété dans leur intensité ; assez communément ils paraissent liés à un certain degré de bronchite chronique qui accompagne presque toujours l'emphysème.

La conformation de la poitrine est altérée, le creux sous-claviculaire est effacé. La percussion et l'auscultation fournissent des signes précieux, pathognomoniques; ces signes consistent en une exagération d'intensité du son et une faiblesse du murmure respiratoire avec expiration prolongée.

En même temps, on entend dans plusieurs points de la poitrine des râles sifflants. Dans un grand nombre de cas il existe un râle sous-crépitant à la base des poumons en arrière qui dénote un certain degré de catarrhe aigu. Quand ce dernier phénomène se produit, les crachats qui étaient plus ou moins mousseux deviennent verdâtres, opaques, peu aérés, et en même temps il survient un peu de fièvre.

La marche de cette maladie est essentiellement chronique et sa durée est illimitée.

Le plus ordinairement les eaux du Mont-Dore ne guérissent pas l'emphysème, mais elles l'amendent dans des proportions considérables, et font cesser ou tout au moins éloignent beaucoup les accès de dyspnée si pénibles pour les malades.

Le traitement est le même que celui du catarrhe, à l'exception des bains sur l'emploi desquels il faut être très-réservé.

Asthme. — On doit réserver le nom d'asthme à une névrose de l'appareil respiratoire, caractérisée par des accès de dyspnée que séparent des intervalles plus ou moins longs pendant lesquels les organes respiratoires présentent une intégrité parfaite. Ce dernier caractère séparerait nettement la dyspnée de l'emphysème de celle de l'asthme s'il était toujours bien tranché, mais lorsque l'asthme dure depuis longtemps, il détermine dans l'appareil broncho-pulmonaire des lésions persistantes, et la distinction devient bien moins facile; cependant dans la grande majorité des cas, elle est encore possible.

Nous ne voulons du reste pas insister davantage sur le diagnostic différentiel de ces deux espèces de dyspnée, par la raison que l'une et l'autre sont avantageusement combattues par les eaux du Mont-Dore : pour simplifier notre description, nous allons même à dessein les confondre dans ce qui nous reste à dire.

Quelquefois annoncés par des symptômes précurseurs, comme une saveur particulière dans la gorge, un picotement dans les voies aériennes ou les narines, les accès d'asthme ne sont au contraire dans d'autres cas précédés d'aucun symptôme particulier.

Le plus ordinairement c'est la nuit que survient l'accès. Le malade est réveillé brusquement, il éprouve un sentiment de suffocation, *comme si les poumons s'étaient brusquement congestionnés;* il s'assied sur son lit, sa respiration est courte, sifflante, convulsive, tous ses efforts tendent à faire pénétrer de l'air dans sa poitrine, la face exprime la frayeur, les yeux sont saillants, les lèvres livides, quelquefois variqueuses.

La toux est fréquente, pénible, sèche d'abord, mais bientôt suivie d'une expectoration spumeuse plus ou moins abondante.

Tous ces symptômes s'amendent le plus ordinairement après deux ou trois heures, peu à peu le calme renaît et le malade brisé trouve enfin un peu de sommeil.

Telle est la forme la plus commune, mais il existe de nombreuses variétés dans l'étude desquelles il ne nous est pas possible d'entrer.

Les accès d'asthme reviennent quelquefois à des époques fixes; souvent il suffit pour les provoquer de s'exposer, soit au froid, soit à une grande chaleur.

L'influence des localités est remarquable et variable pour chaque malade. M. le professeur Trousseau, dans ses leçons cliniques sur l'asthme (*Clinique médicale de l'Hôtel-Dieu de Paris*, t. I, p. 545), rapporte qu'il a connu un officier supérieur sujet à des attaques d'asthme incessantes lorsqu'il habitait Paris, qui n'en eut jamais pendant le temps qu'il resta dans les montagnes du Mont-Dore, où il faisait à pied et à cheval de nombreuses excursions.

Nous connaissons des malades qui sont pris à coup sûr d'un accès d'asthme toutes les fois qu'ils vont dans certaine localité, et n'en ont jamais ailleurs.

L'influence de la nuit est très-marquée : c'est presque toujours à ce moment que s'observent les accès. Il est à remarquer que dans quelques cas particuliers, il a suffi de maintenir une lumière dans l'appartement pour prévenir les accès ou au moins les rendre plus légers. — Dans d'autres cas, les poudres fines, la poussière, les odeurs fortes, etc., suffisent pour provoquer les accès.

Nous ne pouvons terminer sans ajouter que les diathèses rhumatismale et herpétique jouent un rôle important dans l'étiologie de l'asthme.

« Les asthmes *de toute espèce* trouvent du soulagement au Mont-Dore, » écrivait de Brieude à la fin du siècle dernier. Cette antique réputation des eaux du Mont-Dore dans le traitement de l'asthme n'a fait que s'accroître, et est aujourd'hui établie par d'innombrables guérisons.

Pendant la saison de 1837, Bertrand a donné des

soins à quinze asthmatiques : deux ont été guéris, dix autres sont indiqués comme soulagés ou guéris après leur départ du Mont-Dore.

Les eaux en boisson, les demi-bains à la température native des sources, les inhalations et souvent aussi les douches de vapeur, sont les moyens le plus souvent employés avec succès dans le traitement de l'asthme.

Phthisie pulmonaire. — La phthisie pulmonaire est le résultat du développement de tubercules dans le parenchyme des poumons.

Le tubercule est constitué par des granulations sur la détermination desquelles les micrographes sont loin d'être d'accord. Tandis que M. Robin, par exemple, trouve dans le tubercule des éléments particuliers, quoique mal déterminés, M. Mandl, au contraire, ne voit sous le champ du microscope aucune différence entre une masse tuberculeuse et un fragment de poumon enflammé.

Nous avons dit au début de ce travail que, pour beaucoup d'observateurs contemporains, la phthisie pulmonaire était le résultat d'une perversion de la nutrition qui aurait pour conséquence une exsudation plasmatique impropre à l'organisation, la matière tuberculeuse. Recherchant la cause de la plus grande fréquence des tubercules dans l'appareil broncho-pulmonaire, ces mêmes auteurs la voient uniquement dans les rapports tout particuliers de la fonction respiratoire avec le liquide en circulation. Il faut convenir que cette manière de voir est bien séduisante, et que seule elle peut rendre compte de l'influence incontestable et reconnue par tous des phlegmasies des organes respiratoires sur le développement des tubercules. Cette nouvelle doctrine reçoit, ce nous semble, un puissant appui des recherches intéressantes de M. Bourdon. (*Actes de la Soc. méd. des hôpitaux de Paris,* 1852.) Il résulte, en effet, des recherches dont nous parlons, que des troubles du côté du tube digestif se montrent sur le plus grand nombre des sujets avant aucun autre signe de la phthisie.

La fréquence de cette maladie est si grande que les statistiques les mieux faites ont établi que la phthisie entrait pour un quart dans la mortalité des grandes villes. D'après une évaluation basée sur les tables de la mortalité et quelques autres données certaines, Graves n'évalue pas à moins de soixante mille le nombre des personnes qui meurent annuellement de phthisie pulmonaire dans la Grande-Bretagne.

L'étude des causes de cette redoutable affection nous apprend que c'est de quatre à cinq ans et de vingt à quarante que la phthisie occasionne le plus souvent la mort. Les femmes y sont manifestement plus sujettes que les hommes. La mauvaise alimentation, l'encombrement, les excès de toute espèce, l'inspiration des poussières dures et par-dessus tout des inflammations pulmonaires souvent répétées, sont des causes déterminantes souvent constatées. Enfin il est une cause innée originelle dont l'influence est très-grande; on a nommé l'hérédité. Cette dernière influence, quoique incontestable, est cependant loin d'être fatale, et nous avons la conviction qu'elle ne le devient souvent que par suite des précautions malentendues et exagérées dont on entoure les personnes qu'on y croit disposées. Le résultat d'une telle direction est d'affaiblir une constitution que tout devrait tendre à tonifier.

En général la maladie débute lentement. Des troubles variés du côté du tube digestif, un développement anormal du foie, un léger étouffement dans l'action de monter, une petite toux sèche, tels sont les symptômes initiaux.

Bientôt la toux se prononce davantage, devient plus forte, occasionne de la dyspnée et amène des crachats mousseux. C'est le plus souvent à cette période que surviennent des hémoptysies et que se manifestent des douleurs thoraciques vagues. La percussion fait entendre un son plus obscur que dans l'état normal à l'un des sommets, plus rarement des deux côtés. L'auscultation fait reconnaître un prolongement plus ou moins marqué de l'expiration et une certaine dureté du murmure respiratoire.

Tous ces symptômes, auxquels se joignent en général un certain amaigrissement, de la pâleur et un peu de faiblesse, constituent *la première période.*

Dans la *seconde période,* qui répond au ramollissement des tubercules, tous les symptômes sont sensiblement modifiés. La toux est plus fréquente, souvent suivie de vomissement; les crachats deviennent verdâtres; la dyspnée augmente; les douleurs thoraciques sont plus violentes.

En même temps l'obscurité du son dont nous avons parlé se prononce davantage; des craquements plus ou moins secs et souvent un râle crépitant assez abondant, se font entendre dans les points correspondants. La fièvre s'allume, si elle n'existait déjà. C'est surtout le soir que surviennent les accès fébriles. A ces divers symptômes se joignent des sueurs nocturnes, des troubles digestifs, et surtout de la diarrhée.

La marche ordinaire de la phthisie est essentiellement chronique; elle est habituellement lente et graduelle, et c'est précisément dans cette forme chronique que les eaux thermales du Mont-Dore sont incontestablement utiles.

« Les phthisies pulmonaires ont fait de tous les temps la célébrité des eaux du Mont-Dore. Je pense que c'est la meilleure preuve que je puisse donner de leurs vertus, car on n'a jamais recours à un remède qui ne guérit point. » (De Brieude, *loc. cit.*, p. 78.)

Après avoir rapporté cette citation, Bertrand père, dans ses remarquables *Recherches sur les eaux du Mont-Dore*, ajoute : « Il est dans l'histoire des eaux du Mont-Dore une particularité qui ne doit pas être omise. Au temps où l'établissement romain récemment découvert subsistait, Sidoine Apollinaire, en parlant de ces eaux, emploie ces expressions fort remarquables, *phthisiscentibus medicabiles*. Après huit siècles d'oubli, lorsque toute tradition de leurs propriétés est perdue, ces eaux sont fréquentées de nouveau. Elles ont à refaire leur réputation, et c'est encore contre les maladies de la poitrine qu'on les recommande. Cet accord sur leurs vertus, à deux époques séparées par tant de siècles et sans que le second jugement ait pu être influencé par le premier, qui restait ignoré, est, si je ne me trompe, bien propre à maintenir la confiance dont elles jouissent. »

Un nouvel emprunt fait au savant mémoire de M. Patissier, dont nous avons déjà parlé, va nous fournir sur ce sujet des documents de date plus récente.

« J'ai la profonde et consciencieuse conviction, dit M. Bertrand père dans un de ses rapports à l'Académie de médecine, que bien des gens doivent aux eaux du Mont-Dore d'avoir échappé à la phthisie. Que se passe-t-il dans le cas de guérison ? y a-t il simple arrêt de développement, transformation ou telle autre modification des tubercules? Je n'en sais rien. La marche de la maladie est-elle seulement enrayée pour un laps de temps plus ou moins long ? Mais ce serait toujours un répit qui prouve en faveur des eaux, et qui n'est nullement à dédaigner, quand il s'étend à plusieurs années, à vingt, vingt-cinq et même trente ans passés dans un bon état de santé. »

Écoutons encore le docteur Viricel, de Lyon, un des plus éminents praticiens de France, qui écrivait en 1843 à M. Bertrand les lignes suivantes :

« Parmi les nombreuses personnes incontestablement atteintes de phthisie pulmonaire que je vous ai envoyées, j'ai vu des guérisons qui m'ont étonné plus que je ne saurais le dire; je serais tenté de croire qu'il y a quelque chose de *spécifique* dans vos eaux. »

M. Bertrand fils, ajoute M. Patissier, vient encore de corroborer l'opinion de son père dans une *notice substantielle*, publiée sur les eaux du Mont-Dore, en 1857. « Ces sources, dit-il, se sont montrées plus d'une fois incontestablement utiles contre la phthisie commençante : alors, sous leur influence, le mal s'arrête, recule comme enrayé ou vaincu, etc. »

Enfin le même auteur emprunte à la médecine vétérinaire un fait clinique qui confirme l'efficacité des sources du Mont-Dore contre les maladies chroniques de la poitrine. « Cinq chevaux, toussant beaucoup, très-amaigris, battant des flancs et fort essoufflés pour peu qu'on les fît marcher, furent amenés au Mont-Dore, en 1836 et 1837 ; ils burent les eaux à la dose de quinze à vingt litres chaque matin pendant un mois ; quatre se rétablirent, le cinquième succomba. » (*Annales de la Société d'hydrologie médicale*, t. IV.)

Nous avons parlé de guérisons de phthisies obtenues par l'usage des eaux du Mont-Dore, et qui ne s'étaient point démenties après vingt, vingt-cinq et même trente années.

Par quel mécanisme s'opèrent ces guérisons ? à quel principe minéralisateur particulier sont-elles dues ? — Nous n'aborderons pas l'étude de ces questions, que nous regardons comme insolubles quant à présent.

Toutefois, nous pouvons dire que l'opinion de ceux qui prétendent que les eaux du Mont-Dore n'ont d'action que sur l'état catarrhal qui accompagne la tuberculisation, n'est pas soutenable. S'il en était toujours ainsi, les eaux n'amèneraient évidemment qu'une amélioration momentanée, une sorte de trêve, et nous revendiquons pour elles des guérisons remontant à trente années.

Comment expliquer, en effet, comment comprendre des guérisons *constatées avec d'autant plus de soin qu'elles surprenaient davantage*, sans admettre une modification profonde apportée à cet état de l'organisme, qui, en définitive, produit le tubercule ? Grâce au traitement thermal, la production morbide semble s'arrêter, et tous les symptômes généraux se taisent ; l'économie profitant de cette trêve peut alors diriger tous ses efforts contre les tubercules existants, qui sont résorbés ou rejetés par les bronches.

En vérité, n'est-on pas obligé de voir quelque chose de spécial dans un semblable résultat, et ne faut-il pas s'écrier avec l'éminent praticien lyonnais Viricel : « Ces eaux ont quelque chose de *spécifique*. »

Évidemment, les choses ne se passent pas toujours ainsi. Souvent, nous ne l'ignorons point, et nous nous empressons de le dire, les eaux du Mont-Dore ne procurent qu'une amélioration plus ou moins considérable; mais dans une maladie comme la phthisie, n'est ce donc rien qu'une amélioration, alors surtout qu'elle se produit dans des proportions aussi considérables qu'au Mont-Dore[1]?

Nous avons déjà dit et nous ne saurions trop souvent répéter que le traitement suivi au Mont-Dore sera d'autant plus favorable qu'il s'adressera à une forme de phthisie plus chronique, plus torpide.

Nous ne pouvons abandonner ce sujet sans ajouter qu'il est des personnes que leurs antécédents héréditaires, des troubles digestifs dont nous avons déjà parlé, et certains caractères bien connus d'organisation, font reconnaître comme prédisposées à la phthisie. Dans des cas de ce genre nous avons la conviction bien arrêtée, conviction basée sur de très-nombreuses observations, qu'une cure au Mont-Dore peut le plus souvent conjurer le danger.

C'est surtout sous la forme d'eau en boisson, d'inhalations et de bains de pieds que les eaux du Mont-Dore doivent être employées dans le traitement de la phthisie pulmonaire. Souvent à ces divers moyens il est indiqué de joindre des bains tempérés, et même quelquefois des bains très-chauds.

Chaque cas particulier peut offrir, bien entendu, des indications ou des contre-indications spéciales

[1] En 1837, Bertrand père a traité au Mont-Dore quarante-quatre phthisiques : vingt-cinq ont été soulagés pendant le traitement, huit ont été guéris ou soulagés après leur départ des eaux ; en définitive onze seulement n'ont retiré aucun bénéfice du traitement thermal.

dont nous ne pouvons nous occuper dans ce travail.

Pleurésie chronique. — La pleurésie chronique à l'état de simplicité est une maladie rare; le plus ordinairement elle constitue une complication et survient dans le cours de la phthisie pulmonaire ou d'une maladie du cœur; elle est alors chronique dès le début.

La pleurésie chronique simple s'observe en général dans le cours de la convalescence d'une maladie grave, chez des sujets profondément débilités. Les principaux symptômes de cette maladie consistent en une douleur obscure dans le côté affecté, une dyspnée assez prononcée, une toux sèche quelquefois très-pénible.

En général les malades se couchent sur le côté affecté, qui est toujours plus ou moins dilaté et immobile dans l'inspiration.

La percussion fait constater une matité du son dans une étendue considérable. A l'auscultation on trouve une absence du bruit respiratoire, principalement à la base du poumon, et on entend de l'égophonie surtout aux limites de la matité.

En même temps il existe un mouvement fébrile plus ou moins marqué, plus prononcé le soir, et qui prend le caractère d'une véritable fièvre hectique, si l'épanchement, au lieu d'être séreux, est constitué par du pus. A ces divers symptômes il faut joindre la sécheresse de la peau, la décoloration de la face et un dépérissement progressif, tous signes qui font rarement défaut. Dans quelques cas on a noté un œdème limité au membre supérieur du côté affecté.

La pleurésie chronique est une maladie grave, souvent rebelle à tous les moyens de la thérapeutique ordinaire.

Le traitement par les eaux du Mont-Dore réussira d'autant mieux que la pleurésie sera simple et accompagnée d'une réaction fébrile moins prononcée. Dans tous les cas observés par nous, la guérison a été précédée de sueurs abondantes. Toutes les fois que pendant la cure thermale, l'enveloppe tégumentaire est restée chaude et sèche, nous n'avons à peu près rien obtenu du traitement thermal.

Catarrhe utérin. — La leucorrhée, qu'elle soit due à une vaginite ou à une métrite chronique, ou bien encore à un état granuleux du museau de tanche ou de la muqueuse vaginale, est très-avantageusement combattue par les eaux du Mont-Dore.

« Les eaux du Mont-Dore sont propres à guérir plusieurs espèces de flueurs blanches, » disait de Brieude il y a près d'un siècle.

En 1837, treize malades sont venues chercher au Mont-Dore la guérison d'une leucorrhée rebelle à tous les moyens ordinaires : cinq ont été guéries et trois soulagées avant leur départ des eaux.

La même année, huit malades, atteintes de *métrite chronique*, ont été observées à la clinique du Mont-Dore; trois ont été guéries avant la fin du traitement, une seulement soulagée; trois autres guéries ou soulagées après leur départ; une seule n'a rien obtenu du traitement.

Rhumatisme chronique. — « Le rhumatisme chronique, dit M. Durand-Fardel dans son *Traité des eaux minérales*, est une affection essentiellement douloureuse, ne déterminant pas par elle-même de réaction, siégeant sur les tissus fibreux ou musculaires des membres ou des parois splanchniques, pouvant se fixer également sur d'autres parties, y compris les membranes muqueuses, mais de préférence sur les membranes séreuses et sur les tissus les plus analogues à son siége habituel; tantôt mobile et tantôt fixe, et pouvant, dans ce dernier cas seulement, entraîner des altérations organiques formelles; paraissant se développer d'une manière spéciale sous l'influence du froid humide; cédant surtout à l'application de la chaleur et à l'exaltation artificielle de l'activité cutanée. »

Il ne nous est pas possible de développer ici toutes les questions que soulève l'étude du rhumatisme; qu'il nous suffise de rappeler que la transmissibilité héréditaire est un fait incontestable, et que chez les rhumatisants les fonctions cutanées *se font mal*; aussi « c'est en excitant l'énergie de la peau et en rétablissant ses fonctions excrétoires, que les eaux du Mont-Dore dissipent le rhumatisme : voilà du moins ce qui, de leurs effets, tombe le plus sous les sens. » (Bertrand; *Recherches*, p. 441).

Rappelons en terminant, avec l'auteur que nous

venons de citer, que pendant le traitement thermal les douleurs s'exaspèrent ou se renouvellent souvent, et qu'il est bon que les malades soient prévenus de ce phénomène, ordinairement d'un bon augure.

Névralgie sciatique. — Les eaux du Mont-Dore sont utiles dans un grand nombre de névralgies. Une des plus fréquentes et des plus douloureuses, la *sciatique*, est souvent observée à cette station thermale.

On sait que cette affection résiste assez souvent aux moyens thérapeutiques les plus variés, et que la cautérisation transcurrente elle-même est loin d'en avoir toujours raison. Plus puissantes ou plus heureuses, les eaux du Mont-Dore réussissent souvent dans des cas où tout avait échoué. — Un nouvel emprunt à la statistique de 1837 nous apprend que sur sept malades atteints de sciatique, quatre ont été guéris par la médication thermale.

Affections de la peau. — Toutes les manifestations dartreuses dans lesquelles on prescrit en général la médication arsenicale, sont avantageusement modifiées par les eaux du Mont-Dore. — Un dernier emprunt fait à la statistique que nous avons si souvent invoquée, nous fait voir que sur dix-neuf affections dartreuses observées pendant la saison de 1837, six ont été guéries et sept améliorées pendant le traitement thermal, et que dans les six autres cas il est survenu après le départ une guérison ou une amélioration. Un semblable résultat en dit plus à lui seul que tout ce que nous pourrions ajouter.

RÈGLEMENT ET TARIF

HISTORIQUE

Nous avons dit que ce qui constituait au commencement de ce siècle l'établissement thermal du Mont-Dore était la propriété des anciens seigneurs du village. Voici les rétributions perçues par le seigneur ou son fermier :

L'usage des eaux prises en boisson ou en bains, soit au bain de César, soit dans les cuves naturelles, était gratuit *pour tous sans distinction*.

On payait 40 centimes pour chaque bain mitigé et pareille somme pour chaque douche. En 1802, M. Lizet, propriétaire au Mont-Dore, acheta des héritiers de madame la comtesse de Saint-Polgue le bain de César et le Grand-Bain. L'année suivante, le 14 avril 1803, le conseil général, « informé, dit-il, de « cette spéculation de la cupidité pour mettre à con-

« tribution les malades que ces eaux attirent, et « attendu qu'un objet aussi majeur ne doit pas être à « la disposition d'un particulier, invite le gouverne- « ment à arrêter l'effet de l'aliénation faite des biens « par le seigneur, en les mettant sous la sauvegarde « et sous la direction des premières autorités consti- « tuées du département. »

Le 5 avril 1804, le préfet rendit compte au conseil des démarches qu'il avait faites auprès du gouvernement concernant cet objet.

En même temps la commune du Mont-Dore réclama les sources « *comme naissant sur son territoire.* » Le directeur des domaines et le département les réclamèrent de leur côté comme propriété publique.

Le conseil de préfecture prit, le 3 avril 1804, un arrêté par lequel il ordonna aux parties de présenter les titres pièces et mémoires sur lesquels ils entendaient fonder leurs droits à la propriété des eaux.

Mais le 7 décembre 1805, M. Lizet obtint un décret qui reconnut l'incompétence du conseil de préfecture et renvoya la contestation devant les tribunaux, qui lui donnèrent gain de cause et le remirent en possession des bains.

Lizet adressa alors une pétition au préfet pour être autorisé à percevoir :

1° 1 franc pour chaque douche, } payés 40 centimes avant son acquisition.
2° 1 franc pour chaque bain mitigé, }

3° 75 centimes pour chaque bain pris dans les cuves naturelles.

4° 15 centimes pour chaque litre d'eau puisée dans le bain de César.

Par arrêté du 10 juin 1807, le préfet augmenta d'un cinquième les perceptions en vigueur, et sursit à statuer sur les droits nouveaux que Lizet demandait à percevoir des malades qui prendraient des bains dans les cuves naturelles ou puiseraient de l'eau à la source de César, jusqu'à la décision de Son Excellence le ministre de l'intérieur, à qui il devait en être référé.

Le ministre répondit qu'avant de statuer, il désirait que le préfet lui transmît : 1° une copie du contrat d'acquisition du sieur Lizet ; 2° *une enquête ou acte de notoriété rédigée par voie administrative, constatant que le public avait joui dans tous les temps du droit de se baigner dans le bain de César et dans les cuves naturelles du Grand-Bain et d'y puiser de l'eau gratuitement ;* 3° un arrêté motivé sur la contestation.

Le ministre, après avoir reçu les pièces demandées, approuva, le 5 janvier 1808, l'arrêté relatif au tarif des eaux, déclarant néanmoins qu'il allait en référer au gouvernement, à qui seul appartenait le droit de prononcer définitivement.

Enfin un décret impérial en date du 7 juillet 1809 *approuva le tarif et déclara, article* 2 : *Que le sieur Lizet ne pourrait percevoir aucune rétribution des malades qui prendraient des bains dans les cuves naturelles et le bain de César, ni des personnes qui y puiseraient des eaux.*

Bientôt, dans une adresse à l'empereur, le conseil général du Puy-de-Dôme demanda que les bains du

Mont-Dore fussent rachetés pour cause d'utilité publique. M. Ramond, alors préfet de ce département, présenta la demande au ministre de l'intérieur, sur le rapport duquel fut rendu un décret dans lequel il était dit que « la cession des bains du Mont-Dore et de leurs « dépendances était prononcée pour cause d'utilité « publique. »

Lizet forma opposition à ce décret, fut débouté de son opposition, et en fin de compte fut exproprié, conformément à la loi du 16 septembre 1807.

De ce jour, le département devenait propriétaire, au lieu et place de Lizet, du bain de César et de la source du Grand-Bain.

Nous ne pouvons passer sous silence que des experts avaient été nommés par le tribunal d'Issoire pour procéder à l'estimation des Bains, et que ces experts n'avaient pas compris, n'avaient pas pu comprendre dans leurs opérations les bains pris dans les cuves naturelles et le bain de César, non plus que les eaux puisées dans ces bains, parce que ces deux objets avaient toujours été une jouissance gratuite et commune à tous, *et que le public avait été maintenu dans cette jouissance par le décret impérial du* 7 *juillet* 1809, *qu'aucune décision contraire n'est venue abroger, et qui subsiste encore, croyons-nous, dans toutes ses conséquences au moment où nous écrivons ces lignes.*

Quoi qu'il en soit, les choses restèrent en cet état jusqu'en 1817, époque à laquelle fut commencé le monument actuel, qui a été terminé vers 1830, et dont les frais de construction ont été supportés pour la majeure partie par le trésor.

En 1822, la partie de l'établissement connue sous le nom de Piscines fut ouverte au public, et pour la commodité du service, c'est là que fut transporté le service des bains gratuits.

e cahier des charges qui fut imposé à M. Brosson en 1855, à l'époque où il devint concessionnaire de l'exploitation de l'établissement thermal du Mont-Dore, ne changea rien à cet état de choses; aussi nous ne trouvons nulle part inscrit dans ce cahier des charges que le concessionnaire aura le droit de percevoir une rétribution quelconque pour les bains en commun pris dans les piscines. Le cahier des charges dont nous parlons est revêtu de l'approbation de Son Excellence le ministre des travaux publics, en date du 28 décembre 1855.

Ce ne peut donc être que par le fait d'une erreur que, dans le règlement et tarif pour l'administration des eaux distribué par les soins du concessionnaire en 1861, il est dit que pour les bains pris en commun dans les piscines il est dû 20 centimes.

Quelque minime que soit cette somme, elle ne peut qu'être très-onéreuse à tous les malheureux qui ont besoin pour recouvrer la santé de prendre les bains du Mont-Dore. De plus, comme nous l'avons déjà dit, un décret impérial en date du 7 juillet 1809 déclare de jouissance gratuite et commune à tous les bains pris dans les cuves naturelles et le bain de César (jouissance transportée, comme nous l'avons dit, depuis 1822 dans la partie de l'établissement dite les *Piscines*). Il nous semble que ce décret ne saurait rester lettre morte, et qu'aujourd'hui comme de tous les temps il est dû des bains gratuits à tous les malheureux et à tous ceux qui en voudront profiter.

Sous le bénéfice des observations qui précèdent, nous publions ci-après le règlement et tarif que nous lisons dans le Guide-tarif de M. Brosson, en le faisant précéder des prix qu'il était autorisé à percevoir par son cahier des charges.

Extrait du cahier des charges relatif à la concession de l'exploitation de l'établissement thermal du Mont-Dore, approuvé par Son Excellence le ministre des travaux publics, le 28 décembre 1855.

Art. 3. Le concessionnaire aura le droit de percevoir au maximum les prix ci-après fixés pour la délivrance des eaux ou l'administration des bains et douches, et la vente des eaux thermales exportées.

	f.	c.
Bain pris dans le Pavillon ou la Grande Salle.	1	»
Douche dans les mêmes locaux.	1	»
Douche de vapeur	1	»
Douche d'injection interne	1	»
Admission dans la salle d'aspiration du haut.	0	75
id. du bas .	0	40
Douche dans la salle des piscines	0	40
Boisson des eaux pendant une saison. . .	3	»
Bains de pieds dans l'établissement	0	15
id. à domicile.	0	25

VENTE DES EAUX EXPORTÉES.

Un litre	0	60
Un demi-litre	0	50
Un quart de litre	0	45

ART. 9. Le concessionnaire sera tenu de supporter à titre obligatoire les dépenses dont l'énumération suit. . . . .

. . . .

Le salaire des gens de service, dont le nombre pourra être modifié par l'administration, selon les besoins du service médical.

L'entretien des bâtiments, du mobilier, des ustensiles, etc., etc.

ART. 15. La direction du personnel de service est spécialement confiée au médecin inspecteur. LE CONCESSIONNAIRE N'AURA A CET ÉGARD QU'UN DROIT DE SURVEILLANCE tendant à assurer la régularité du service et la bonne tenue de l'établissement.

ART. 17. Le concessionnaire sera tenu de faire exécuter avec ponctualité toutes les prescriptions médicales, d'entretenir dans un état convenable les appareils destinés à la distribution et à l'administration des eaux, selon les différents usages auxquels elles sont appliquées, de pourvoir à ce que le service dans toutes ses branches, NOTAMMENT EN CE QUI CONCERNE LA COMPOSITION DES BAINS, LES HEURES ASSIGNÉES AUX MALADES, LE CHAUFFAGE DU LINGE, LA BONNE TENUE DU CABINET DE BAIN, SOIT FAIT AVEC SOIN ET PONCTUALITÉ, SUIVANT L'ORDRE

DES INSCRIPTIONS ET SANS ADMETTRE AUCUNE PRÉFÉRENCE.

Art. 21. Le concessionnaire sera tenu de se conformer, sans répétition quelconque, aux prescriptions des lois et règlements généraux.

Art. 23. Le concessionnaire est tenu d'exercer la surveillance la plus minutieuse dans l'entretien à ses frais des conduites d'eaux et de tout le matériel servant aux différents modes d'administration des eaux minérales, afin de les rendre en fin de bail, ainsi que les bâtiments, en bon état de réparations locatives.

L'administration aura le droit en tout temps, par elle ou ses délégués, de veiller à l'exécution de cet article.

Règlement et tarif pour l'administration des eaux.

Le PRÉFET du Puy-de-Dôme,

Vu le bail par lequel le département a cédé à M. BROSSON (Michel-Eugène), l'exploitation de l'établissement thermal du Mont-Dore avec toutes ses sources actuelles ou futures, ses bâtiments d'exploitation, terrains et dépendances sans aucune exception ni réserve ;

Vu les anciens règlements et la nécessité de mettre le nouvel état des choses d'accord avec les conditions insérées au cahier des charges du concessionnaire ;

ARRÊTE :

ARTICLE PREMIER.

Le concessionnaire aura le droit de percevoir les prix ci-après fixés pour la délivrance des eaux minérales ou l'administration des bains, douches, vapeurs, bains de pieds, etc., etc. :

Eaux prises en boisson ou en gargarisme pendant une saison ou fraction de saison. . 3 fr. »

(Les fontaines pour la boisson seront ouvertes, suivant les besoins, le matin de 4 h. à 10 h., et le soir de 2 h. à 5 h.)

Bains pris dans l'établissement avant 10 heures du matin. . .	1	30	Avec 1 peignoir et 2 serviettes.
Douche liquide aux mêmes heures.	1	30	*idem.*
Bain et douche ensemble (*id.*) . .	2	30	*idem.*
Bain et douche pris après 10 h. du matin.	1	50	*idem.*
Bain et douche ensemble, pris après 10 heures du matin. . . .	2	50	*idem.*
Douche de vapeur.	1	»	
Douche ascendante interne. . . .	»	60	Avec une serviette.
Aspiration de vapeur (salles du haut).	»	75	
Aspiration de l'eau poudroyée. . .	»	75	
Aspiration de vapeur (salles du bas).	»	40	
Douche liquide dans la salle des piscines.	»	40	
Bain particulier dans les piscines.	»	40	
Bain en commun dans les piscines.	»	20	
Bain de pieds dans l'établissement	»	25	Avec une serviette
— à domicile.	»	25	

Le linge fourni pour tout autre service sera payé ainsi qu'il suit :

Serviette,	»	10
Peignoir,	»	30
Fond de bain,	»	30

VENTE DES EAUX EXPORTÉES.

Un litre	(emballage compris)	»	60
1/2 litre	(id.)	»	50
1/4 de litre	(id.)	»	45

REMPLISSAGE DES VASES FOURNIS PAR LES PARTICULIERS.

Le concessionnaire percevra 30 centimes, y compris le bouchon, pour chaque vase d'eau à remplir, quelque inférieure que la contenance de ce vase soit à celle d'un litre.

RÉTRIBUTIONS DUES POUR LES GENS DE SERVICE.

	f.	c.
Les malades traités dans l'établissement devront aux servants, pour la durée de la saison des bains ou douches	3	»
Les personnes qui prendront moins de dix bains ou de dix douches devront, pour le service de chaque bain, douche d'eau ou douche ascendante	»	25
Pour dix bains ou douches et au-dessus, le prix entier du tarif	3	»
Les malades traités dans les piscines devront, pour la durée de la saison des bains ou douches	1	»
Les malades qui prendront moins de dix bains ou de dix douches dans les piscines, devront pour le service de chaque bain ou douche	»	10
Pour dix bains ou douches et au-dessus, dans les piscines, le prix entier du tarif	1	»

Toutes ces rétributions seront versées entre les mains du concessionnaire chargé d'en faire compte à ses employés.

Les militaires (sous-officiers et soldats) et les indigents sont exempts de cette rétribution.

Les bains et les douches des piscines sont donnés le soir, de 7 à 11 heures, suivant les besoins du service.

PORTEURS.

Il est dû aux porteurs, pour chaque course, 60 cent. (La course comprend l'obligation d'aller chercher et de rapporter chaque malade dans sa chambre, autant que cela sera possible.)

Le salaire des porteurs est obligatoire, pour tous les bains ou douches qui se prendront avant dix heures du matin.

Cette rétribution sera également versée entre les mains du concessionnaire.

Ce service sera fait gratuitement pour les militaires et les indigents que l'inspecteur déclarerait être dans l'impossibilité de se rendre à pied aux bains.

ART. 2.

DÉLIVRANCE DES BAINS ET DOUCHES.

Les bains, sous aucun prétexte que ce soit, ne pourront durer plus de 45 minutes.

Les douches ne devront jamais durer plus de 15 minutes, qui seront comprises dans les 45 minutes du bain;

de telle sorte que le bain et la douche ensemble, ou le bain seul, ne devront pas dépasser 45 minutes. Il est défendu aux gens de service de donner la douche en plusieurs fois.

Les personnes qui seront inscrites sur les registres de bain, lorsqu'elles n'avertiront pas au bureau du concessionnaire, et ce pendant les heures d'ouverture dudit bureau, qu'elles ne prendront pas de bain le lendemain ou les jours suivants, devront le prix entier du bain, y compris une demi-course de porteurs.

Art. 3.

Le bureau de l'administration du concessionnaire sera ouvert le matin de 6 à 10 heures, et le soir de 2 à 5 heures; l'heure de 5 à 6 du soir sera réservée pour la distribution des cartes gratuites.

Art. 4.

Le service médical ne pourra commencer avant 3 heures du matin, et se terminera à 10 heures du matin.

La police médicale de l'établissement est dévolue, sous notre surveillance, au médecin inspecteur de l'établissement.

Ce fonctionnaire ne devra rien exiger des malades dont il ne dirige point le traitement, ni de ceux auxquels il ne donne aucun soin particulier; il est tenu de donner ses soins gratuitement aux militaires (sous-officiers et soldats) et aux indigents.

ART. 5.

L'établissement des vapeurs sera ouvert à partir du 1er juillet jusqu'au 1er septembre.

Toutefois, il sera facultatif au concessionnaire d'avancer ou de prolonger ce délai, sans que d'ailleurs on puisse l'y contraindre.

ART. 6.

Les malades, avant de pénétrer dans les salles d'aspiration, devront être munis de chaussures, d'un pantalon et d'une chemise à manches; l'emploi de vêtements pouvant dégager une odeur désagréable est interdit.

ART. 7.

A l'exception de l'inspecteur de l'établissement, des médecins, des employés attachés au service, des malades et de leurs parents et serviteurs, nul ne peut pénétrer dans les locaux affectés au service médical pendant les heures consacrées aux traitements.

ART. 8.

Aucun malade du département ne peut être admis gratuitement dans les piscines s'il ne présente des pièces constatant son état d'indigence; l'indigence est constatée par un certificat du maire de la résidence habituelle du malade, visé par nous et enregistré à la préfecture.

Tous les malades traités gratuitement suivront leur

traitement dans les piscines et dans les salles d'aspiration du bas.

ART. 9.

Le concessionnaire est tenu de délivrer aux habitants du Mont-Dore de l'eau minérale pour les bestiaux malades ; pour empêcher toute fraude, les seaux ou autres vases dans lesquels on viendra la chercher devront contenir une poignée de farine ou un verre de lait. La délivrance de l'eau aura lieu en présence du commissaire de police.

ART. 10.

Les galeries, promenoirs, trottoirs, etc., des bâtiments de l'établissement, sont exclusivement réservés à l'usage des malades, ainsi que des gens de service; il est interdit de fumer sous les galeries pendant les heures des différents services médicaux.

ART. 11.

Aucune rétribution autre que celles indiquées dans le tarif ci-dessus ne pourra être exigée.

Il est défendu à tous les employés, sous peine d'exclusion immédiate, de demander aux personnes qu'ils ont servies aucune rétribution à titre d'étrennes, gratification, etc., etc.

ART. 12.

Le médecin inspecteur a seul le droit de diriger le traitement médical des malades traités gratuitement et de ceux qui sont admis à l'hospice.

Le concessionnaire sera tenu d'accorder gratuitement, suivant les prescriptions de l'inspecteur, l'usage des eaux et des bains aux indigents appartenant au département du Puy-de-Dôme, admis en vertu de décisions préfectorales.

ART. 13.

Les indigents appartenant aux départements étrangers ne pourront être admis à l'usage gratuit des eaux et des bains qu'en vertu d'arrêtés préfectoraux.

ART. 14.

Les tarifs et règlements antérieurs au présent arrêté sont et demeurent rapportés.

Fait à Clermont-Ferrand, le 1er janvier 1861.

Le Préfet du Puy-de-Dôme,

Cte DE PREISSAC.

TABLE DES MATIÈRES

Paris. — Imp. W. Remquet, Goupy et Cie, rue Garancière, 5.

www.ingramcontent.com/pod-product-compliance
Lightning Source LLC
LaVergne TN
LVHW021521140926
848035LV00047B/1151
9782019652296